残疾人精准康复服务行动康复协调员工作手册

看社区故事 学低视力康复

中国残疾人联合会 康复部◆编

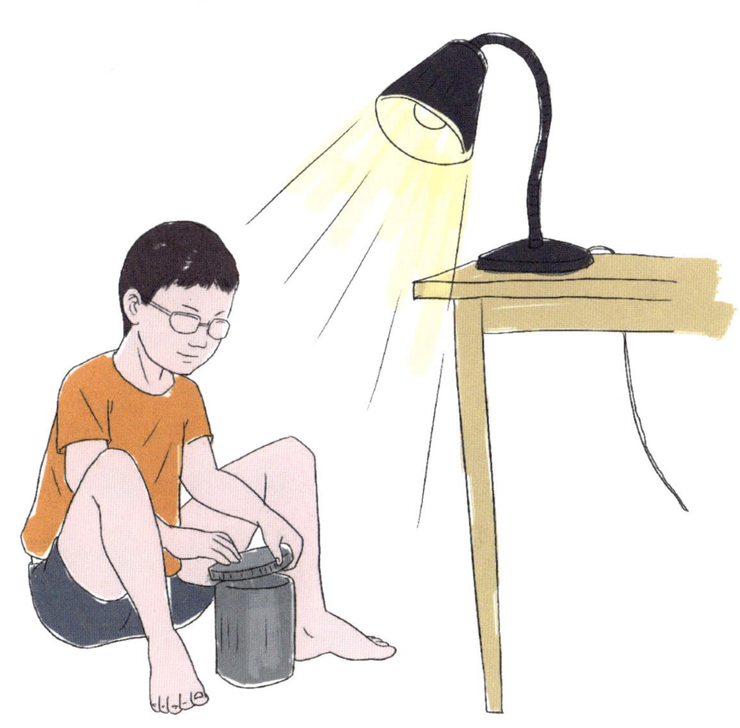

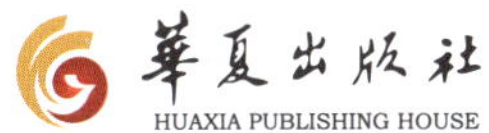

残疾人精准康复服务行动康复协调员工作手册

编辑委员会名单

编　　委

胡向阳　李建军　冯　力　贝维斯　韩纪斌

刘宇赤　郑飞雪

编 写 者（以姓氏笔画为序）

王　维　贝维斯　邓宝仪　李　丹　何　瑶

林　玲　郑飞雪　罗筱媛　罗文波　曹梦安

梁秀贞　魏国荣

鸣　　谢（以姓氏笔画为序）

石孔春　包颖懿　刘红艳　张　栩　张咏诗

况英强　肖少华　陈立吾　林国徽　桂　源

袁方园　黄　恩　常　华

本书作者

林　玲

低视力康复让我学得开心

我叫海峰，今年12岁，在新乐镇小学五年级读书。因为遗传问题，我和爸爸患了同样的眼病，四处求医都毫无效果，生活、学习有说不完的困难。勉强读到三年级的时候，“低视力普查队”的阿姨来了，把我带到专科门诊进行了极为详细的检查和评估，给我配上了厚厚的眼镜，然后发动家里人、老师、同学一起帮助我进行康复训练。现在，我的“视力”好多啦，能够和正常孩子一起快乐学习、生活，我真高兴。

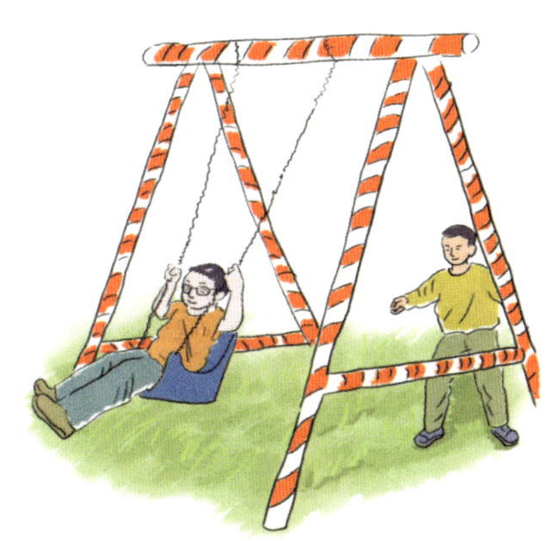

验光及评估

我的康复训练之路是从阿姨带我到低视力康复门诊开始的。到专科医院那里进行详细的眼科检查和视力检测，并进行认真的视力评估十分重要。专业的眼科医生给我提出了宝贵的康复建议。

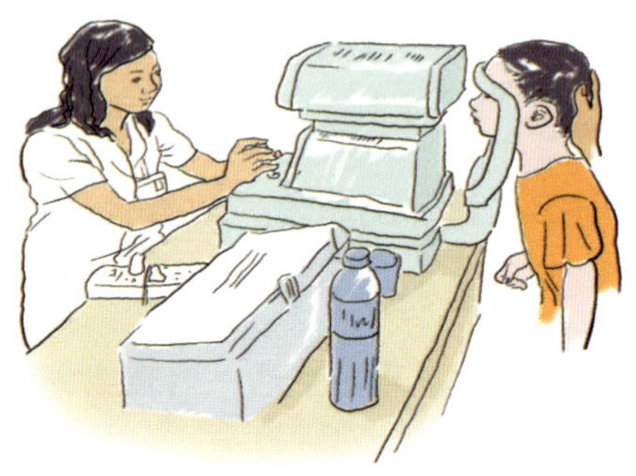

验光评估。

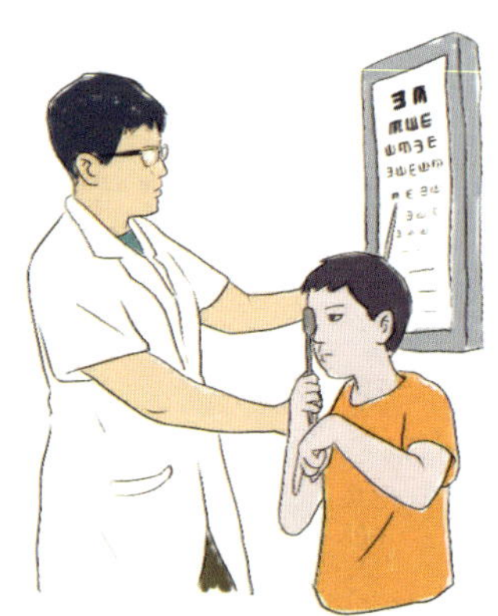

近视力检测。

注 什么是低视力？低视力者是指由于各种原因导致两只眼睛视力障碍，通过各种药物、手术及其他疗法而不能恢复看清东西的功能，影响了工作、学习或其他活动，且较好单只眼的最佳矫正视力在0.05~0.3范围内（包括0.05）的人。低视力者常见的问题是视觉经验缺乏、视物不清楚、行走不便。

常用视觉助视器

根据医生和康复老师的建议，结合小学生的实际需求，我选择了适合我使用的助视器。

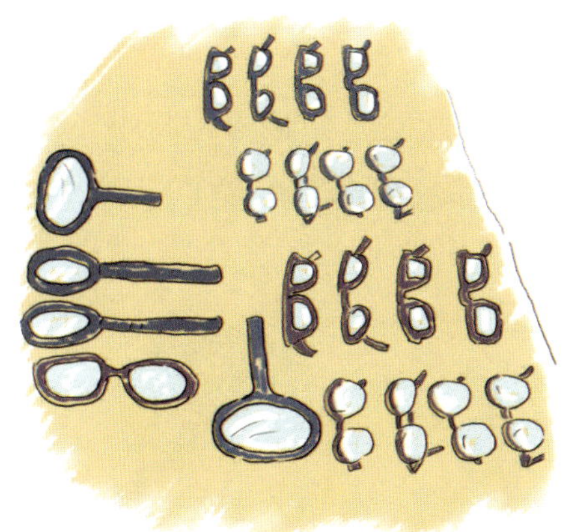

根据需要，正确选择光学助视器。

光学方法：立式放大镜。

非光学方法：桌子采用鲜艳的颜色并放置在第一排靠前、靠窗位置，用台灯增加照明。

第一次戴眼镜，我很不习惯，后来才慢慢习惯，现在眼镜成了我的好朋友。

阿姨对我说："坐下阅读时就戴上眼镜；找到合适的距离——也就是看得最清楚的距离，是非常重要的，这个阅读距离还要保持不变；阅读时，要慢慢地将书本从右向左平稳移动，读完一行，将书本移回右边并移到下一行。

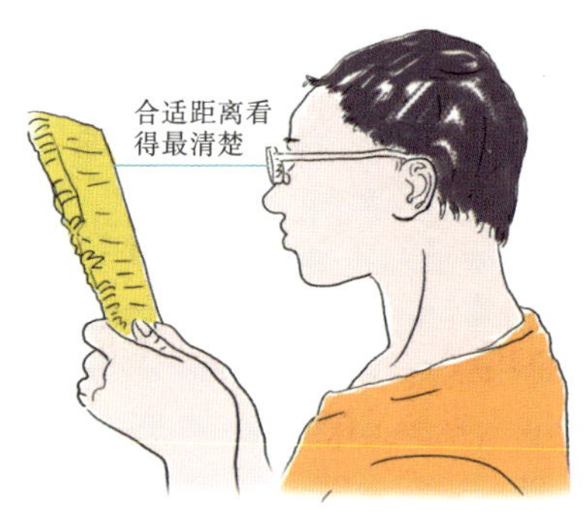

正确使用眼镜读书

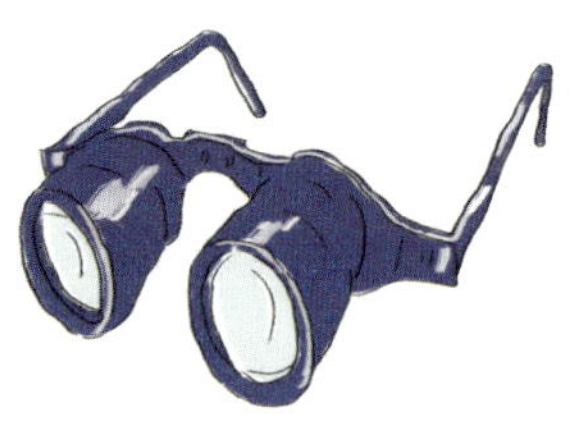

双筒望远镜

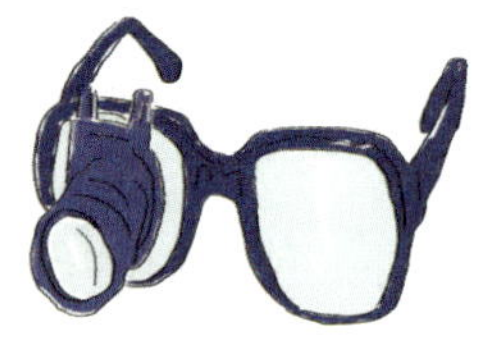

单筒望远镜

使用眼镜式望远镜和戴眼镜差不多，只不过，它可以帮助我看得更远，而且看远处更清楚。

后来有一天，阿姨来问我戴眼镜时的感受，我当场就戴上眼镜读书给他们听，得到了她的表扬，我真高兴。那天，她还给我带来了礼物，有手持放大镜、立式放大镜、电子助视器，还教会了我正确的使用方法。现在，这些礼物成了我读书时的好朋友，我离不开它们。

手持放大镜

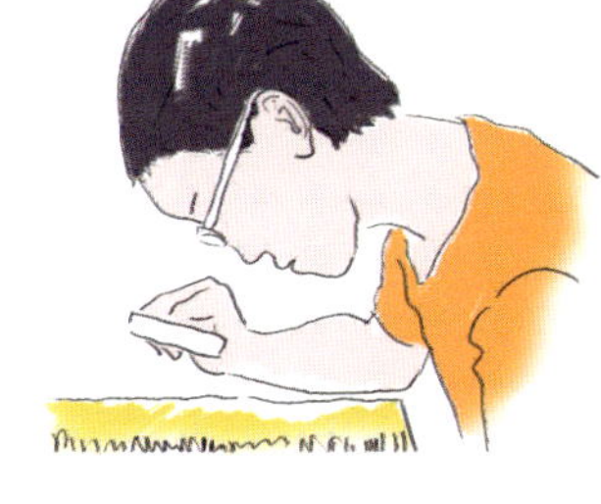

手不能抖动

阿姨强调，使用手持放大镜时要注意：调整到最佳距离，然后保持不变，手不能抖动。从段落的起始位置开始，一行一行地读。

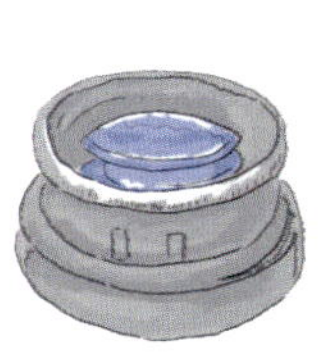

立式放大镜

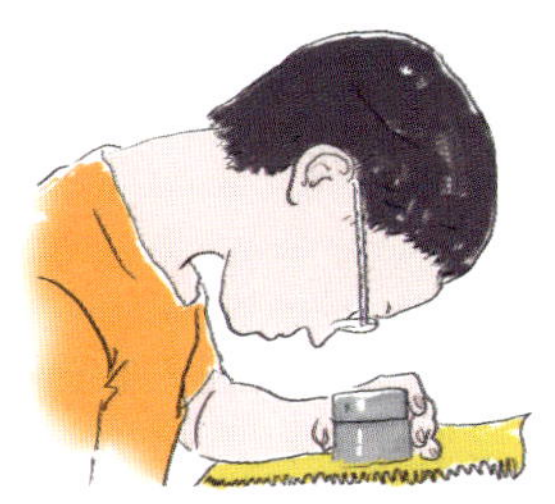

缓慢移动

使用立式放大镜时要注意：将头靠近放大镜，直到看清楚为止，然后将放大镜保持水平，慢慢地向右移动，一行一行地读，不要跳行。

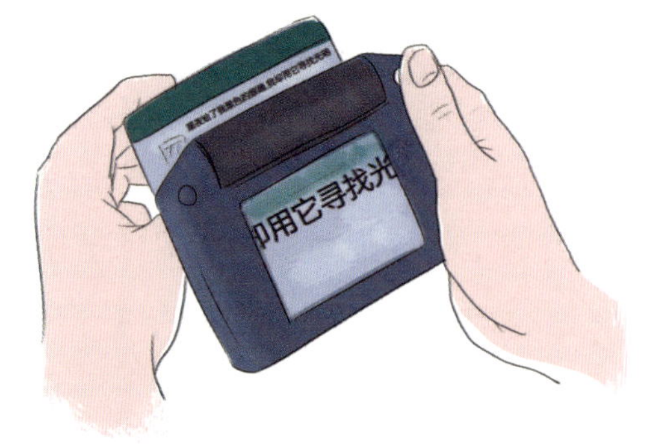

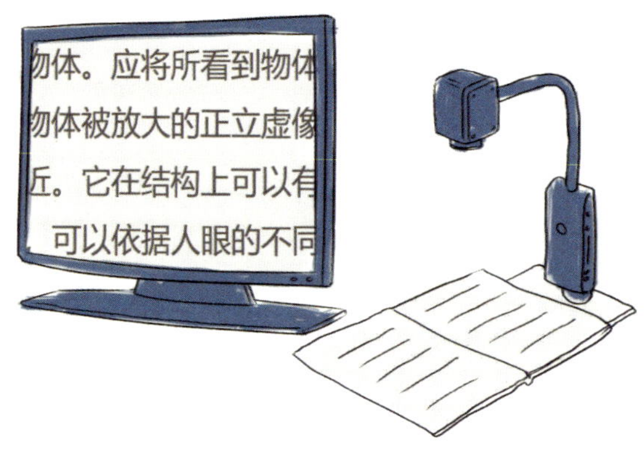

电子助视器

电子助视器的使用方法是：利用鼠标或按钮操作，对显示屏上的内容进行缩放、改变颜色、语音操作提示、浏览图片、阅读书写、观看等。

阿姨又给我带来了阅读裂口器和强化框，并且教会我的爸爸学着做阅读裂口器。这两种工具对帮助我阅读很有益处。

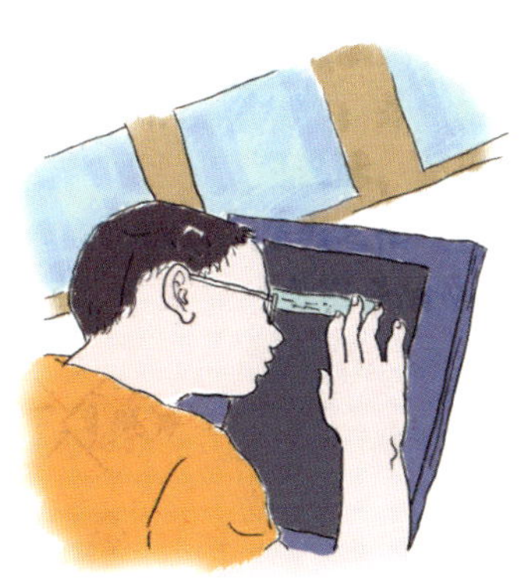

阅读裂口器

阅读裂口器可以在印刷页中帮助找到和保持阅读的位置，还可以自己制作阅读裂口器哟。

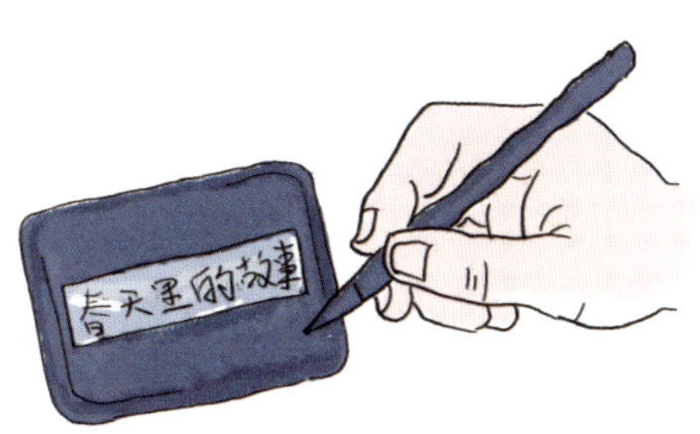

强化框

强化框使我阅读的内容得到了很好的对比强化，看得很清楚。

阿姨还给我带来了读写架和助写器，并教我正确地使用。以前我读书写字时，是把书本放在桌子上，只有弯着腰，才能够离书本近些，很不方便。现在有了读写架，感觉读书写字轻松多了。以前写字经常写不进格子里，有了助写器，这些都不用担心了。读写架也可以自己做哟。

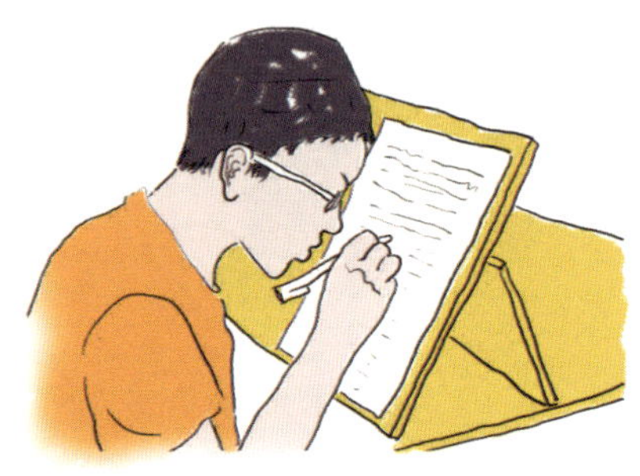

读写架

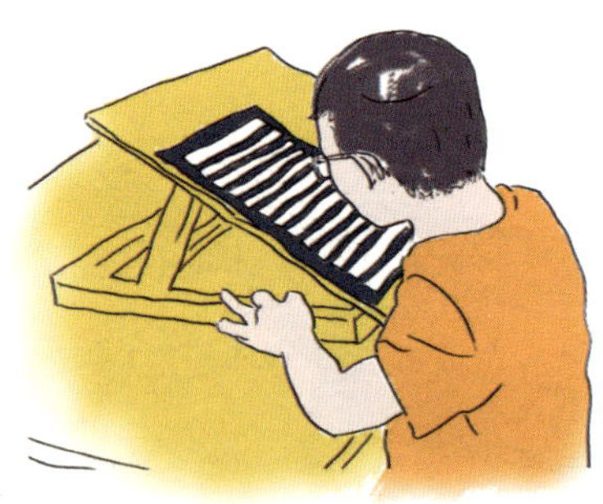

助写器

阿姨还教会我一些书写技巧：使用黑色粗体笔画格，把字写大点，这样我就能写得很好了。

学校学习建议

在阿姨的建议下，老师把我编到第一排座位，为的是让我离黑板近一些。老师还特意用大字写板书，也是为了让我看清楚。

我坐在靠近窗户的位置上，这样可以获得更多的自然光。如果碰上阴天光线不好，老师就提醒我使用台灯。

还有一个变化，就是老师改用颜色非常鲜艳的粉笔，说是为了增加对比度。

春天是万物
复苏的季

大字体看得清，小字体看不清

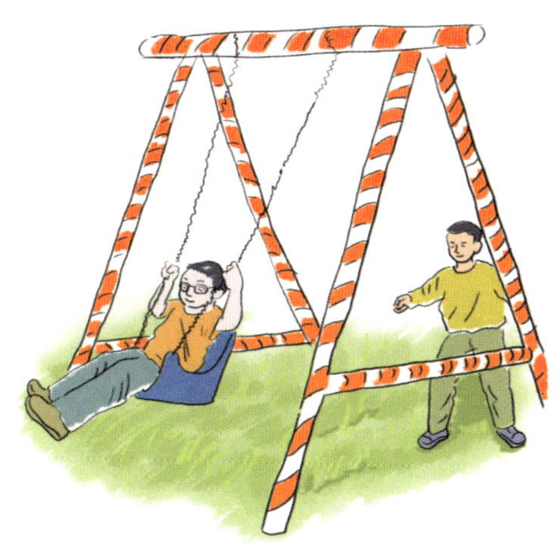

颜色应用及环境改善

阿姨告诉我，在生活、学习中，通过改变光线强度和角度，确保自己看得最清楚、最舒服；如果光线变化的时候我有视觉困难，就先停下来，等眼睛适应了再做事情。

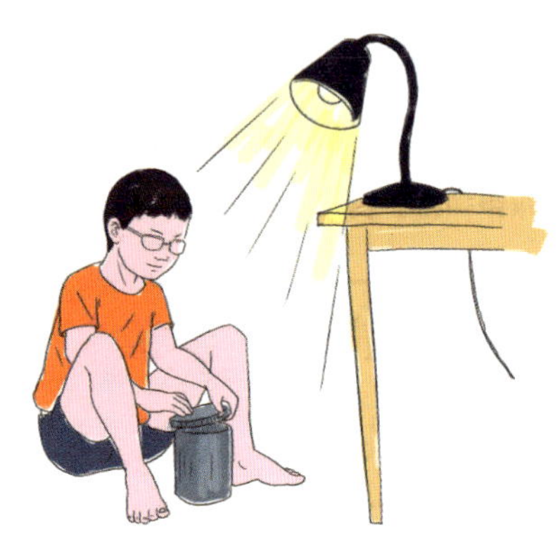

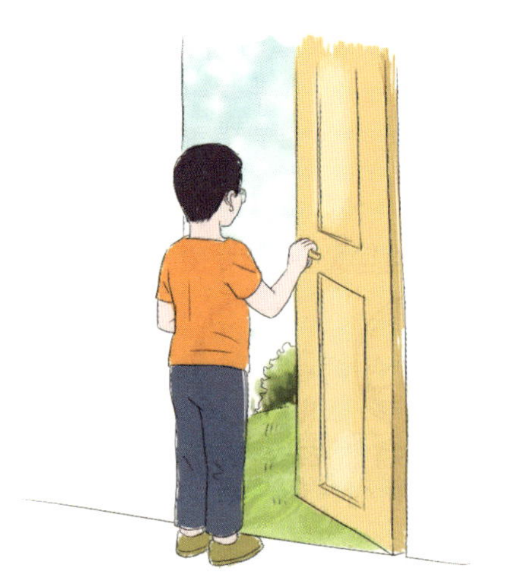

光线强弱和角度的调整

生活技巧

白色的盘子盛着白色的米饭，我看不清楚；改用黑色的盘子盛米饭，我就看得清楚了。增强对比度，在生活中运用很广泛哟，比如桌面与餐具、电灯开关与墙壁、门锁与钥匙等，颜色的对比都要鲜明才好。

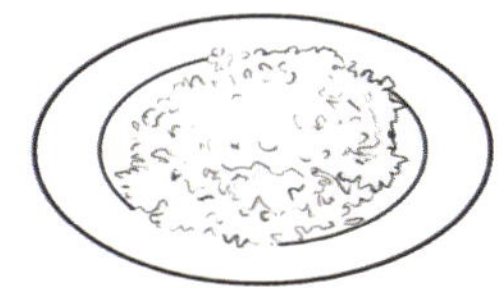

对比度不强，看不清

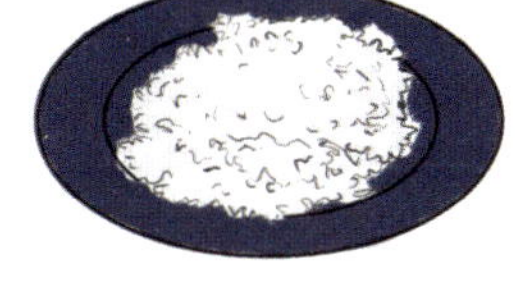

对比度强，看得清

改变楼梯边缘颜色，画上鲜艳的标识线，我就不担心在楼道摔倒了。

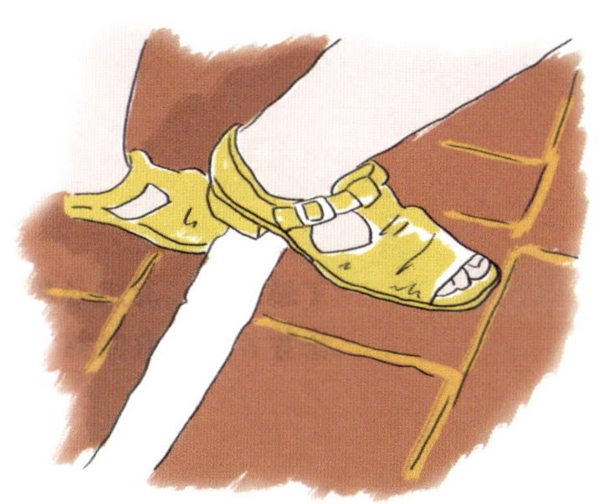

标识线，看得很清楚

夏天的光线有时会很强，我会使用帽子、遮光眼罩，这样我的眼睛就很舒服。有时也可以用电灯来控制或调整照明，就可以不产生眩光了。

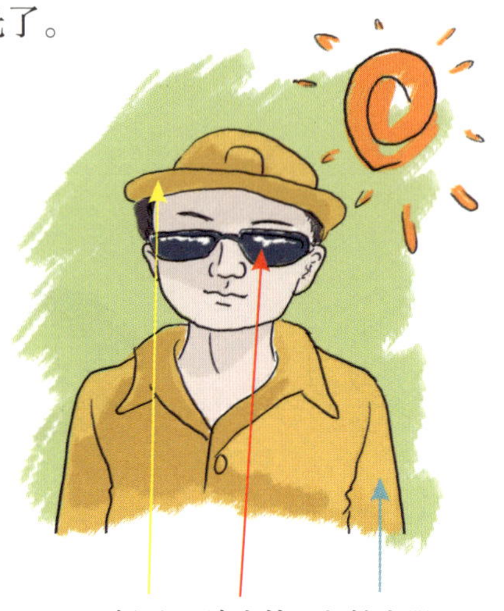

帽子、遮光镜、长袖衣服

在叔叔阿姨的指导下，我已经能够正确认识自己的视力缺陷了，也学会了很多提高视功能的办法。现在，人们能看到我笑口常开，这是因为我的心理很健康！

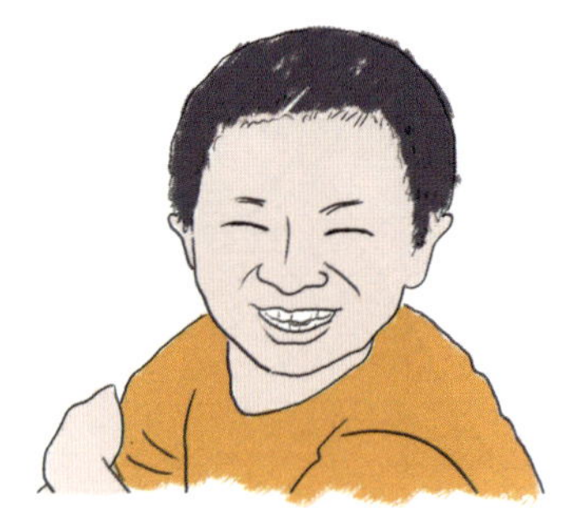

笑口常开

视功能训练

今天，阿姨又来到了我的家里，在爸妈的陪伴下，回访了解我使用光学助视器进行学习、生活的情况，也了解了我在家里、在学校使用非光学助视器改变生活和学习的情况。同时也对我开展了新的游戏（训练），我看物体的能力有了很大提高。具体来说，有认识和注视训练、视觉追踪训练、视觉辨认训练、视觉搜寻训练、视觉记忆训练。下面，我就说说叔叔阿姨们对我的训练方法。

阿姨让我看1米远的苹果，我一点都看不清楚，阿姨又缩短了距离，直到我能看见时才要求我眼球稳定不动，注视苹果3秒钟，并重复训练了几次。

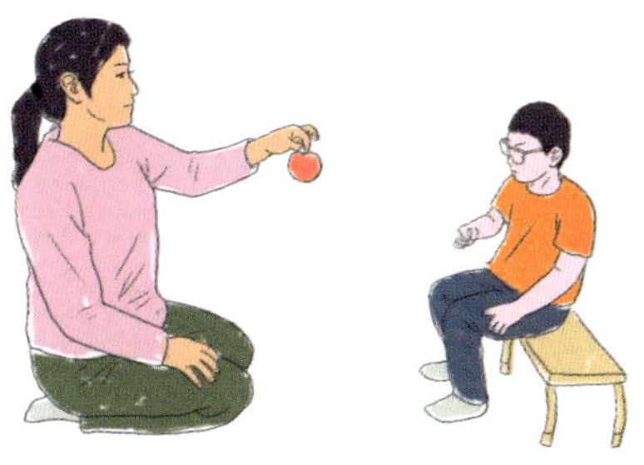

认识和注视训练方法

阿姨又让我闭上双眼，她在我前面伸手可达的地方放了一个苹果，再让我睁开双眼伸手准确地去拿苹果。训练时逐渐将苹果换成更小的东西，直到我能看到并能准确地拿到最小的东西为止。

视觉追踪训练方法 1

阿姨先拿出易于滚动的小球站在我旁边，告诉我当小球滚动时，注视它；当小球停止滚动时，就走到小球停止处去找到它。然后她在光亮处将小球向前滚动大约4米远，但我找不到，她又缩短距离向前滚动，直到我找到为止。

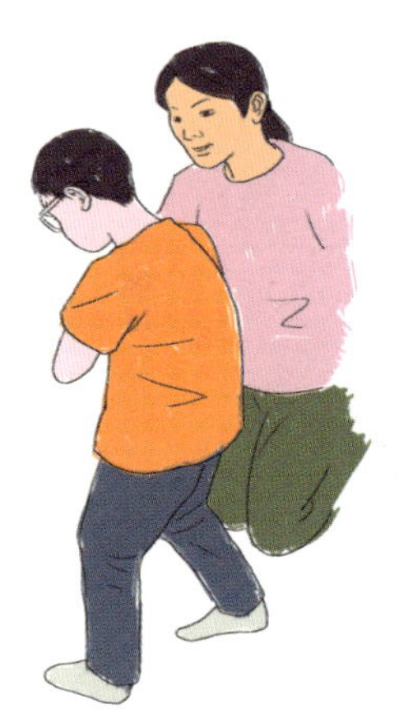

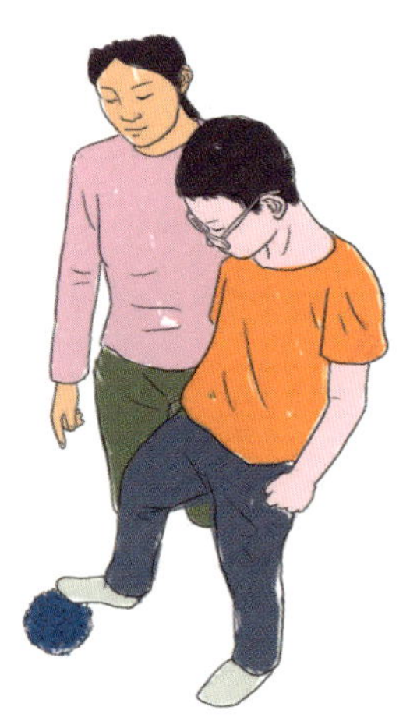

视觉追踪训练方法 2

阿姨蹲在离我大约1米远的地方，右手拿着一个黄色的小玩具放在了她右下边，让我注视着那个小玩具。当我看清楚后，她告诉我她要将黄色小玩具慢慢地、平稳地、成对角线地移动到她左手的上边，同时让我用眼睛追踪、注视那个黄色的小玩具。

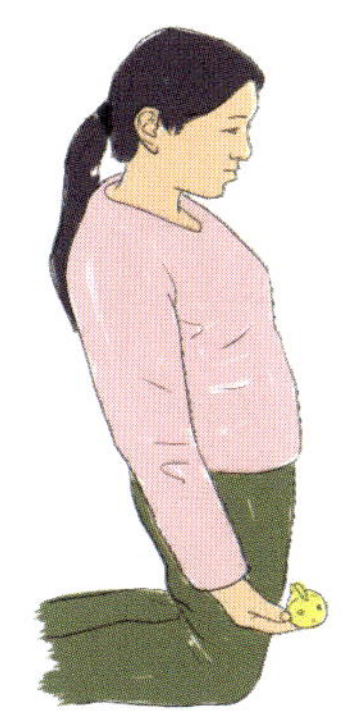

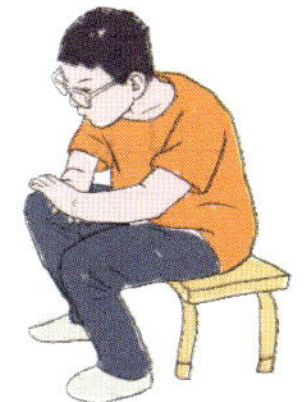

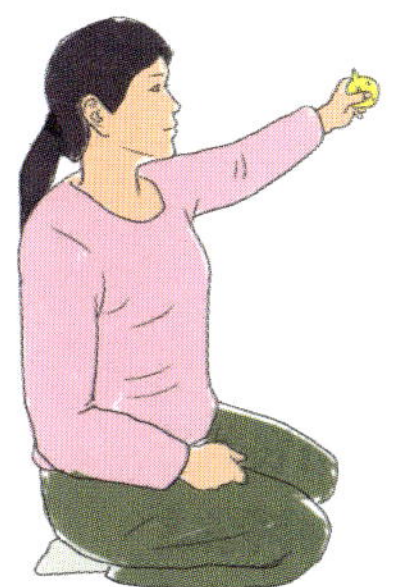

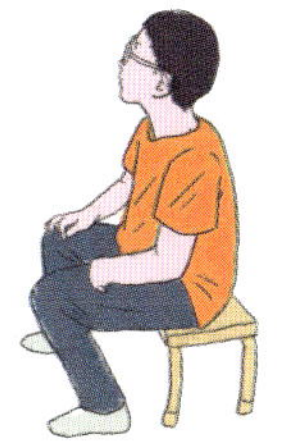

视觉辨认训练 1——模仿

阿姨站在离我大约5米远的地方，我看不清，阿姨又向我走近了些，直到我能看见后，她向我做了一个大大的拥抱的手势，让我模仿她做出同样的动作。后来她又做了单腿独立、再见的动作，让我跟着模仿出来。

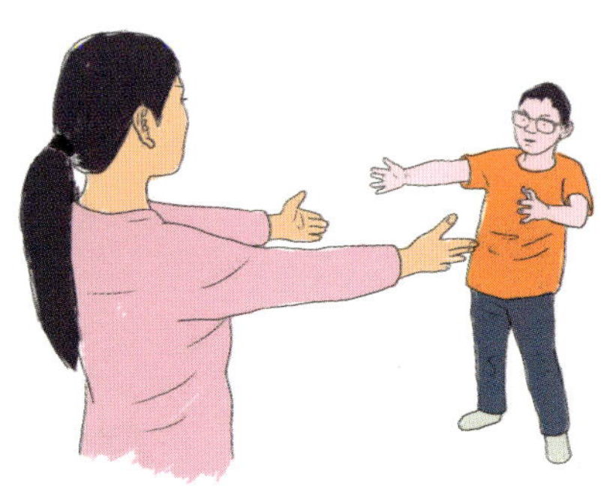

视觉辨认训练 2——配对训练

阿姨带来两个大小不同的筐，她告诉我她在大筐内放了几个数字，小筐内放了一个数字，让我看清小筐中的数字后再指出大筐中相同的数字。最开始距离太远，我看不清，后来阿姨向我走近了些，但还是看不清，直到我看清楚后才说出大筐中与小筐相同的一个数字“3”。

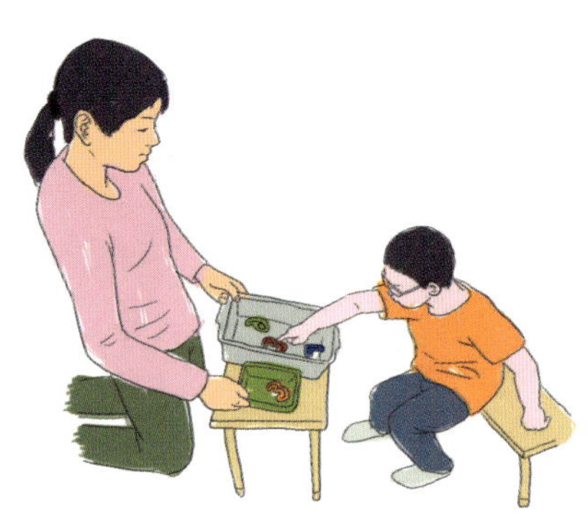

视觉搜寻训练

阿姨叫我手拿一个小玩具放在自己胸前；她站在离我大约1米远的地方，手里也拿了一个与我手中差不多大小的玩具，然后让我先注视她手中的小玩具，再注视自己手中的小玩具。如此反复训练了多次。

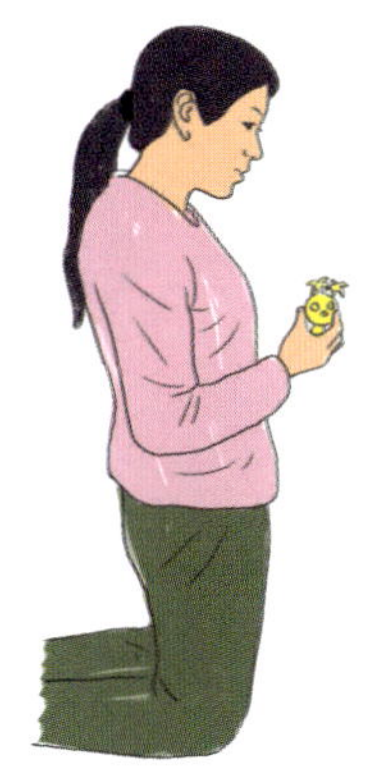
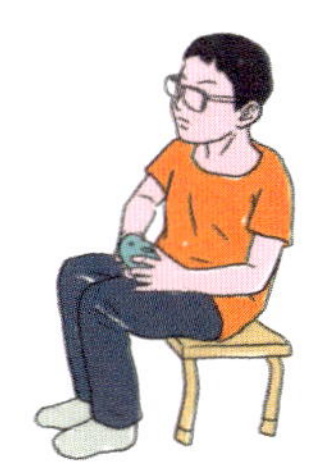

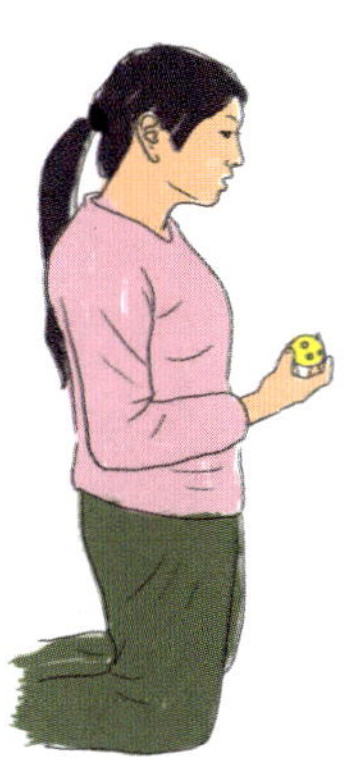
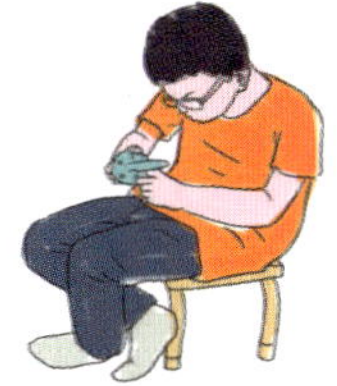

视觉记忆训练

阿姨让我先看到圆形的球，然后让我联想一下皮球、足球、乒乓球，它们也是圆形的。然后，我看到长方形的盒子，可以联想到电视机、书桌，它们也是长方形的。

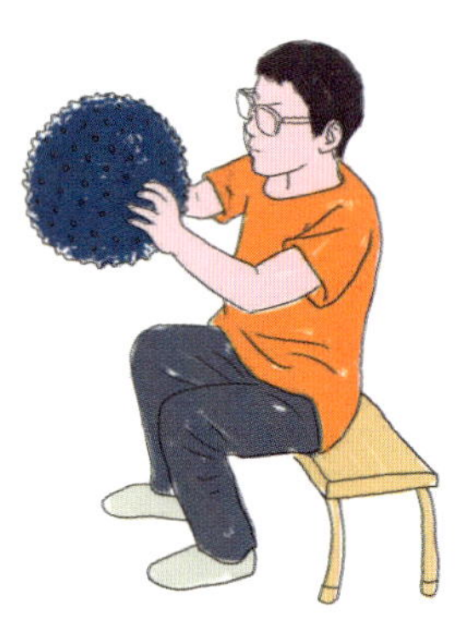

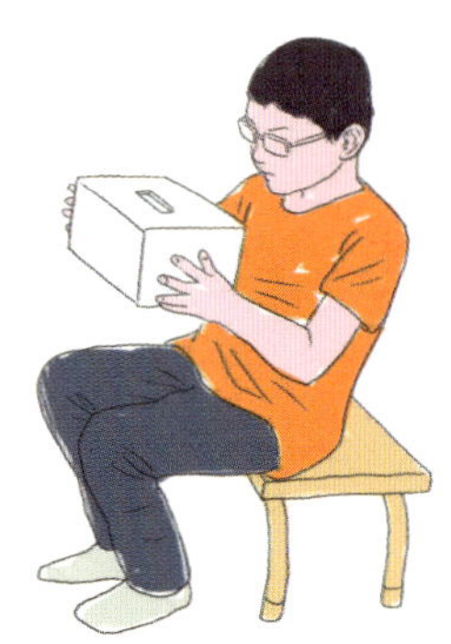

看到白色纸张，可以联想到大米、盐、味精、洗衣粉等也是白色的。

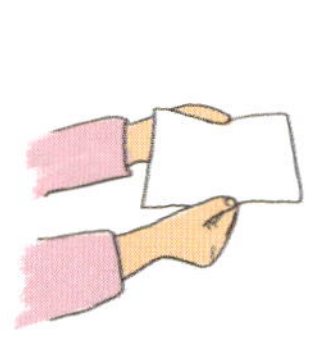

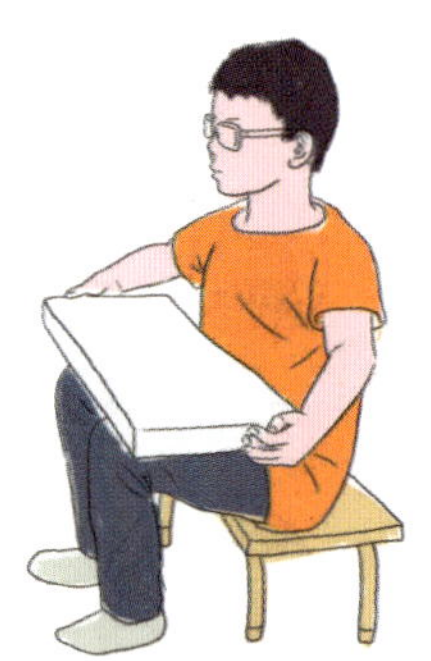

有了阿姨的帮助，我好开心，不仅看书看得更清楚了，学习成绩也有了显著的提升。

总结

常用的视觉助视器主要有：

一是光学助视器，如眼镜式助视器、望远镜、放大镜（手持式、立式）等。

二是非光学助视器，如照明灯、阅读裂口器、大字印刷品、太阳帽等。

三是电子助视器，包括手持电子助视器、便携式电脑助视器、全智能便携式助视器及台式电子助视器等。

低视力康复训练主要是针对低视力患者的具体情况进行助视器使用训练和配戴助视器后的功能性视力训练。通过正确的训练，会不断改善视功能和活动能力，从而改变学习、工作状态，不断提高生活质量。

基本服务内容有以下几部分：

1. 视功能训练：认识和注视训练、视觉追踪训练、视觉辨认训练、视觉搜寻训练、视觉记忆训练。

2. 常用视觉助视器的使用：选择与适配、眼镜式远距离和近距离助视器的使用方法、立式和手持放大镜的使用方法、电子助视器的使用方法。

3. 非光学助视器的常用策略：强化框、阅读裂口器的制作与使用方法，助写器的制作与使用，读写架的使用，字体与笔迹色彩的选择方法，光线强弱和角度的调整方法，居家与活动环境的改善，生活用品的改善。

重点必读

◎ 必须是医生检测后才能确定是否是低视力。

◎ 不同的助视器有不同的功能和特点，要根据个人的实际需求，选择适合自己的助视器。

◎ 随着生活水平及科学技术的提高，许多助视器的功能也被智能手机和平板电脑等高科技产品所涵盖。

◎ 知识信息的获得也可以通过使用一些无障碍电子产品中的放大显示、文字或图片转化为语音等来实现。

◎ 对于低视力康复训练，我们首先要树立低视力患者的信心，对其进行心理康复。

◎ 特别需要家庭的支持与配合，我们也应大力倡导志愿者助残。

◎ 对于低视力学生，老师、家长、医生、康复指导员要密切配合，共同做好康复训练的相关工作，才能取得良好的效果。

◎ 训练要从低视力患者感兴趣的地方入手，循序渐进，因人而异。

附 录

0-6岁残疾儿童基本康复服务目录（2019年版）

残疾类别	服务对象	服务项目	服务内容
视力残疾	符合条件的有康复需求的0-6岁视力残疾儿童	康复医疗	纳入当地基本医疗保险支付范围的视力康复医疗项目。
		康复训练	视功能、定向行走、感知觉补偿训练。
		辅助器具	助视器、盲杖等基本型辅助器具适配及使用训练。
		支持性服务	家长康复知识培训及家庭康复训练指导、心理疏导、康复咨询等服务。
听力残疾	符合条件的有康复需求的0-6岁听力残疾儿童	康复医疗	1.人工耳蜗植入手术。 2.其他纳入当地基本医疗保险支付范围的听力康复医疗项目。
		康复训练	听觉言语康复训练。
		辅助器具	1.人工耳蜗适配及使用指导。 2.助听器适配及使用指导。 3.耳模、电池等助听器辅助材料。
		支持性服务	家长康复知识培训及家庭康复训练指导、心理疏导、康复咨询等服务。

0-6岁残疾儿童基本康复服务目录（2019年版）

残疾类别	服务对象	服务项目	服务内容
肢体残疾	符合条件的有康复需求的0-6岁肢体残疾儿童	康复医疗	1.先天性马蹄内翻足等足畸形、脑瘫导致严重痉挛、肌腱挛缩、关节畸形及脱位等矫治手术。 2.其他纳入当地基本医疗保险支付范围的肢体康复医疗项目。
		康复训练	粗大运动功能、精细运动功能、认知能力、语言能力、生活自理能力和社会适应能力等训练。
		辅助器具	假肢、矫形器、轮椅、助行器、坐姿椅、站立架等基本型辅助器具适配及使用训练。
		支持性服务	家长康复知识培训及家庭康复训练指导、心理疏导、康复咨询等服务。
智力残疾	符合条件的有康复需求的0-6岁智力残疾儿童	康复医疗	纳入当地基本医疗保险支付范围的智力康复医疗项目。
		康复训练	认知、生活自理和社会适应能力等训练。
		支持性服务	家长康复知识培训及家庭康复训练指导、心理疏导、康复咨询等服务。
孤独症	符合条件的有康复需求的0-6岁孤独症儿童	康复医疗	纳入当地基本医疗保险支付范围的孤独症康复医疗项目。
		康复训练	沟通和社交能力、生活自理能力、情绪和行为调控等训练。
		支持性服务	家长康复知识培训及家庭康复训练指导、心理疏导、康复咨询等服务。

7岁以上残疾儿童和成年残疾人基本康复服务目录（2019年版）

残疾类别	服务对象	服务项目	服务内容
视力残疾	符合条件的有康复需求的7岁以上视力残疾儿童和成年持证视力残疾人	康复医疗	纳入当地基本医疗保险支付范围的视力康复医疗项目。
		康复训练	定向行走、生活技能及社会适应能力等训练。
		辅助器具	盲杖、助视器等基本型辅助器具适配及使用训练。
		支持性服务	导盲随行外出、心理疏导、社会融合活动、康复知识讲座等服务。
听力残疾	符合条件的有康复需求的7岁以上听力残疾儿童和成年持证听力残疾人	康复医疗	纳入当地基本医疗保险支付范围的听力康复医疗项目。
		辅助器具	助听器适配及使用指导。
		支持性服务	康复指导、心理疏导、手语翻译等服务。
肢体残疾	符合条件的有康复需求的7岁以上肢体残疾儿童和成年持证肢体残疾人	康复医疗	纳入当地基本医疗保险支付范围的肢体康复医疗项目。
		康复训练	日常生活能力、体能、社会适应能力等训练。
		辅助器具	假肢、矫形器、轮椅、助行器、坐姿椅、站立架、生活自助具、护理器具等基本型辅助器具适配及使用训练。
		支持性服务	康复知识与实用训练方法培训、心理疏导、社会融合活动、生活自理和居家护理指导、日间照料等服务。

7岁以上残疾儿童和成年残疾人基本康复服务目录（2019年版）

残疾类别	服务对象	服务项目	服务内容
智力残疾	符合条件的有康复需求的7岁以上智力残疾儿童和成年持证智力残疾人	康复医疗	纳入当地基本医疗保险支付范围的智力康复医疗项目。
		康复训练	认知、日常生活能力、职业康复和社会适应能力等训练。
		支持性服务	康复知识培训、家庭康复指导、心理辅导、社会融合活动、生活自理和居家护理指导、日间照料等服务。
精神残疾	符合条件的有康复需求的7岁以上精神残疾儿童和成年持证精神残疾人	康复医疗	纳入当地基本医疗保险支付范围的精神康复医疗项目（含药物、住院治疗）。
		康复训练	沟通和社交能力、日常生活能力、情绪和行为调控、职业康复、工（农、娱）疗和社会适应能力等训练。
		支持性服务	康复知识培训、家庭康复指导、心理疏导、生活自理和居家护理指导、社会融合活动、日间照料、随访等服务。

后记

按照《残疾人精准康复服务行动计划实施办法》，中国残疾人联合会康复部委托中国康复科学所下设的中国残联社会服务指导中心编制《残疾人精准康复服务行动康复协调员工作手册》。

残疾人协调员长期工作在残疾人服务一线，经常要面对残疾人和家属的各种需求，但由于缺乏专业资源和知识，有时感到心有余而力不足，难以为残疾人提供适切的服务。考虑到残疾人协调员的实际情况，本手册根据多年基层残疾人工作的经验，用通俗易懂的方式选取在社区和家庭可以开展并且实用有效的方法用讲故事的形式娓娓道来，配以简洁明快的图片将以人为本，以社区为基础的康复理念融入其中，重视、鼓励和发挥残疾人的优势和潜能，倡导自我管理，推动改善环境与态度，促进残疾人与家庭和社会的参与和融合。

本手册10本一套，包括偏瘫康复、脊髓损伤康复、脑瘫康复、孤独症康复、盲人定向行走、低视力康复、智力障碍康复、精神残疾康复、语言障碍康复及慢性病的自我管理等，涵盖基层常见障碍类型。在编写过程中不仅组织相关专家多次座谈研讨，同时注重内容的实用性，多次征询基层残疾人工作者、残疾人及残疾人家属的意见，力求“愿意看、看得懂、学得会、可操作”。

本书编写形式是一个尝试，其效果还有待发行后进一步验证。期待能够成为基层残疾人工作者实用的“工具”，为精准康复服务的有效落实、促进残疾人自理自立添砖加瓦。

2020年7月

图书在版编目（CIP）数据

看社区故事学低视力康复/ 中国残疾人联合会康复部编. --北京：华夏出版社有限公司，2020.10（2021.1 重印）

（残疾人精准康复服务行动康复协调员工作手册）

ISBN 978-7-5222-0009-5

Ⅰ. ①看… Ⅱ. ①中… Ⅲ. ①弱视—康复训练 Ⅳ. ①R777.409

中国版本图书馆 CIP 数据核字(2020)第 167986 号